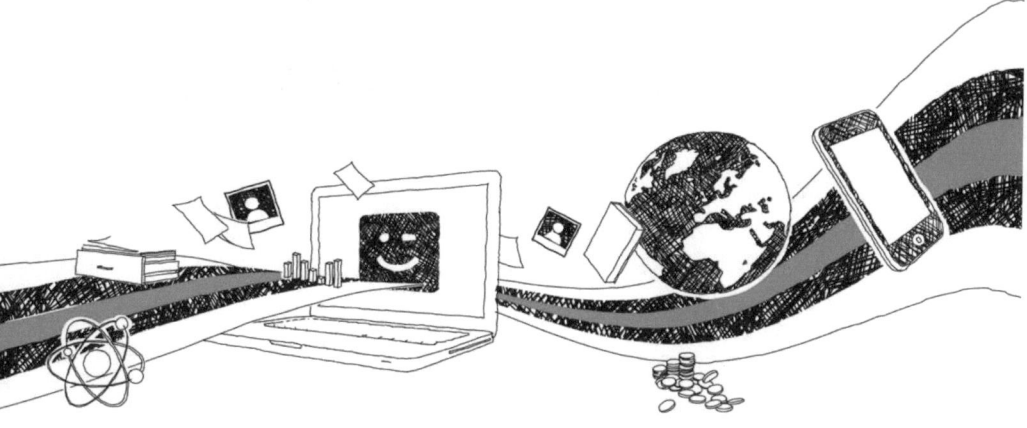
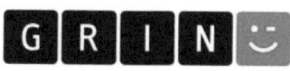

Klimawandel. Was passiert mit unserer Gesundheit?

Rebekka Kraft

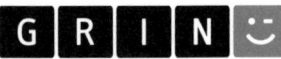

Bibliografische Information der Deutschen Nationalbibliothek:

Die Deutsche Nationalbibliothek verzeichnet diese Publikation in der Deutschen Nationalbibliografie; detaillierte bibliografische Daten sind im Internet über http://dnb.d-nb.de abrufbar.

ISBN: 9783346703125
Dieses Buch ist auch als E-Book erhältlich.

© GRIN Publishing GmbH
Nymphenburger Straße 86
80636 München

Druck und Bindung: Books on Demand GmbH, Norderstedt Germany
Gedruckt auf säurefreiem Papier aus verantwortungsvollen Quellen

Das Buch bei GRIN: https://www.grin.com/document/1263328

AKAD University Stuttgart

Studiengang: Gesundheitsmanagement – Bachelor of Arts (B.A.)

Modul: SQF29: Schlüsselqualifikationen für Studium und Beruf

Assignment

Klimawandel – Was passiert mit unserer Gesundheit?

Abgabetermin: 21.07.2022

Willingshausen, 30.06.2022

Inhaltsverzeichnis

1. Einleitung

Gründung der Forschungsfrage und Problemstellung

Vor 2000 Jahren wurde das erste Mal das Naturphänomen „Strom" gefunden. Seitdem wurden neue Technologien entwickelt und erforscht.[1] Durch die Digitalisierung und Globalisierung hat sich das Bewusstsein der Menschen verändert. Es hat ein Umdenken stattgefunden, viele Menschen, sind auf eine vegane oder vegetarische Ernährung umgestiegen und haben ihr Konsumverhalten verändert z.b. in Betracht auf nachhaltige und recycelte Kleidungsstücke.[2] Viele Arbeitnehmer informieren sich im Vorfeld, ob sich ein Unternehmen umweltbewusst verhält. Durch das geänderte nachhaltige Verhalten der Gesellschaft erfolgt daraus die Forschungsfrage: Welcher Zusammenhang besteht zwischen der Gesundheit und dem Klimawandel? Daraus ergibt sich die Problemstellung wie sich der Klimawandel auf die Gesundheit der Menschheit auswirkt und welche Gegenmaßnahmen getroffen werden müssen.

1.2 Bearbeitungsmethode

Das Assignment basiert auf der Recherche der Sekundärliteratur. Für die Problemstellung gibt es viele verschiedene Ansätze und durch die Individualität der Unternehmen liegen unterschiedliche Herausforderungen zugrunde. Für die Sekundärliteratur wurden Internetseiten, Statistiken und Online-Lexika genutzt.

1.3. Ziel und Aufbau

Zu Beginn werden die Begrifflichkeiten erneuerbare Energien, Klimawandel, planetare Grenzen, Treibhauseffekt, sowie das Erneuerbare-Energie-Gesetz vorgestellt und definiert. Daraufhin wird die Entwicklung der Energiewende und dessen Herausforderung erörtert, um diese als Grundlage zu nutzen. Aufbauend wird analysiert, welche Auswirkungen der Klimawandel auf die menschliche Gesundheit hat und welche Herausforderungen begegnen.

---

[1] https://www.fischerfutureheat.de/geschichte-des-stroms/ (Zugang 24.05.2022)
[2] https://de.statista.com/themen/3524/ernaehrungstrends-in-deutschland/#dossierKeyfigures (Zugang 24.05.2022)

Im Anschluss wird eine kurze Zusammenfassung dargelegt und durch eine kritische Reflektion abgeschlossen. Ziel der Arbeit ist es zu erläutern, welche gesundheitlichen Auswirkungen durch den Klimawandel entstehen. Weiterführend soll ein Lösungsansatz für aufgezeigt werden, wie ein positiver Beitrag zum Klimaschutz geleistet werden kann.

2. Theoretische Grundlagen

Um eine Grundlage für das Assignment zu schaffen, müssen die Begrifflichkeiten erneuerbare Energien, Klimawandel, planetare Grenzen, Treibhauseffekt und das Erneuerbare-Energie-Gesetz definiert werden. Erneuerbare Energien sind Energiequellen, die auf freie Güter zurückgreifen und unbegrenzt verfügbar sind wie bspw. Sonnenlicht. Durch die Nutzung erneuerbare Energien werden die Emissionen, welche in die Umwelt gelangen begrenzt.[3] Der Klimawandel ist die veränderte Entwicklung der Erdatmosphäre. Durch die Veränderung der Atmosphäre werden Treibhausgase in die Atemluft ausgestoßen. Die Auswirkung wird durch den Treibhauseffekt wieder gespiegelt.[4] „Bei den planetaren Grenzen handelt es sich um die Belastungsgrenzen der Erde. Diese ökologischen Grenzen sind auch als planetarische Grenzen sowie als Planetary Boundaries bekannt."[5] Dazu gehören z.B. erhöhte Temperaturen, erhöhter Wasserspiegel, Wetterextremitäten, sowie weitere Faktoren.[6] Dadurch entsteht regenerative Energie, welche bspw. den Strombedarf eines Familienhauses abdeckt. „In Deutschland ist das Erneuerbare-Energien-Gesetz (EEG) seit mehr als 20 Jahren eine zentrale Grundlage für den Ausbauerfolg der erneuerbaren Energien im Stromsektor. Um diesen Erfolg fortzusetzen, sind die entsprechenden Rahmenbedingungen im EEG sowie im übrigen Recht zu schaffen." [7]

Das Erneuerbare-Energien-Gesetz weist eine Reihe von unterschiedlichen Vorschriften auf, diese wurden kürzlich überarbeitet. „Unter dem Begriff Energiewende versteht man

---

[3] https://wirtschaftslexikon.gabler.de/definition/erneuerbare-energien-53729 (Zugang 24.05.2022)
[4] https://wirtschaftslexikon.gabler.de/definition/treibhauseffekt-51434 (Zugang 26.05.2022)
[5] https://goingreen.ran.de/was-sind-die-planetaren-grenzen-planetary-boundaries (Zugang 09.06.2022)
[6] https://wirtschaftslexikon.gabler.de/definition/klimawandel-52424 (Zugang 24.05.2022)
[7] https://www.bmwk.de/Redaktion/DE/Artikel/Service/gesetz-zur-aenderung-des-eeg-und-weiterer-energierechtlicher-vorschriften.html (Zugang 24.05. 2022)

einen alternativen, sauberen, bezahlbaren, sicheren – kurz nachhaltigen Weg, Energie zu erzeugen und zu nutzen" [8]

„Durch die Energiewende soll der Anteil der fossilen Energieträger wie Erdöl, Erdgas, Kohle und der Kernenergieanteil am Energiemix in Deutschland zugunsten der erneuerbaren Energien verringert werden… Die Energiewende baut auf die Steigerung der Energieeffizienz, eine Senkung des Energieverbrauchs und den weiteren Ausbau der erneuerbaren Energien, um die Nachfrage abzudecken." [9]

Hintergrund der Thematik

Der Klimawandel wird bereits seit einiger Zeit beobachtet und untersucht. Die Atmosphäre der Erde verändert sich von Generation zu Generation. Betrachtet werden bspw. Temperaturen, Windgeschwindigkeit, Strahlung, Wetterverhältnisse usw. Dadurch hat sich ergeben, dass sich das Klima auf der Erde temporär verändert. Dies muss jedoch unterschieden werden zwischen dem natürlichen und anthropogenen Treibhauseffekt. Doch wer ist dafür verantwortlich? Studien und Forschungen haben ergeben, dass der Mensch den Hauptanteil dazu beiträgt. Das erfolgt „beispielsweise durch die Verbrennung von Kohle, Erdöl und Erdgas sowie durch die Abholzung von Wäldern." [10] Daraus folgt die Energiewende. In allen Bereichen, also in Unternehmen, Staat, und privaten Haushalten muss eine Umstellung erfolgen, sodass die Existenz der nächsten Generationen gesichert wird. Die Politik hat hierfür Meilensteine, Strategien und Ziele gesetzt, um die entstandenen Probleme zu bewältigen. Um die Ziele zu erreichen, wurde ein Förderprogramm ausgearbeitet – die Unternehmen und der private Haushalt werden mit attraktiven Förderungen unterstützt. [11]

---

[8] https://www.energiewende.de/start (Zugang 25.05.2022)
[9] https://www.bpb.de/kurz-knapp/lexika/lexikon-der-wirtschaft/159947/energiewende/ (Zugang 25.05.2022)
[10] https://www.bpb.de/shop/zeitschriften/izpb/klima-347/336195/ursachen-und-folgen-des-klimawandels/ (Zugang 26.05.2022)
[11] https://www.bmwk.de/Redaktion/DE/Dossier/energiewende.html (Zugang 26.05.2022)

3. Hauptteil

3.1. Entwicklung der Energiewende und ihre Herausforderungen

Zunächst beschäftigen wir uns mit der Entwicklung der Energiewende und möchten diese näher beleuchten. Bereits in den 1980ern haben sich Wissenschaftler mit dem Thema Energiewende und erneuerbare Energien auseinandergesetzt. Das Buch „Energiewende – Wachstum und Wohlstand ohne Erdöl und Uran"[12] haben die Entfaltung der Energiewende geformt. Die Wirtschaft soll auf die fossilen Energieträger verzichten und sich selbst nachhaltig versorgen können. Es wurden verschiedene Konzepte von dem Bundesumweltministerium, Parteien, Verbänden, Wissenschaftler*innen usw. ausformuliert, wie man die Komplikation der fossilen Energieträger tilgen kann. Die Schemen sollen bestmöglich in die Praxis umgesetzt werden. Klimaabsprachen mit Paris sollen bis zum Jahr 2050 erlangt sein. Die Umsetzung soll die begrenzten Ressourcen berücksichtigen, welche so effizient wie möglich eingesetzt werden sollen. Dazu gehört auch den CO_2 Ausstoß zu reduzieren. Dies ist jedoch nur eine der anfallenden Herausforderungen. Um der Energiewende gerecht zu werden, muss die kolossale Infrastruktur überholt werden. Bereiche hierfür sind bspw. private Haushalte, Verkehr, Unternehmen, Industrie etc. Stand jetzt „stammt in Deutschland ein Drittel des Stroms aus Wind, Sonne oder Biomasse, der Ausstoß der klimaschädlichen Treibhausgase wurde bis 2016 gegenüber 1990 um rund 27 Prozent gesenkt. 2022 gehen die letzten drei deutschen Atomkraftwerke vom Netz. Und doch ist der Weg noch weit: So wird Deutschland voraussichtlich deutlich das Ziel verfehlen, bis 2020 die Treibhausgasemissionen um 40 Prozent gegenüber 1990 zu reduzieren."[13]

Das Erneuerbare-Energien-Gesetz aus 2017 wurde überarbeitet und neue Rahmenbedingungen bestimmt. Das überarbeitete Gesetz hat Anfang 2021 seine Gesetzeskraft erlangt. Es beinhaltet viele verschiedene Grundordnungen, die zum Erhalt des Klimas beitragen sollen.[14]

---

[12] https://www.energiewende.de/start (Zugang 26.05.2022)
[13] https://www.energiewende.de/start (Zugang 26.05.2022)
[14] https://www.bmwk.de/Redaktion/DE/Artikel/Service/gesetz-zur-aenderung-des-eeg-und-weiterer-energierechtlicher-vorschriften.html (Zugang 26.05.2022)

3.2. Erdüberlastungstag und planetare Grenzen

Der Erdüberlastungstag, sog. overshoot day dokumentiert, wann die vorhandenen Ressourcen für das Jahr verwirtschaftet wurden. Bereits seit den 1970ern kann sich die Natur nicht mehr erholen und regenerieren. Dieser Tag wird von der Organisation Global Footprint Network kalkuliert und fällt in unterschiedliche Zeiträume. Der Erdüberlastungstag in Deutschland hat sich die letzten Jahre stark fluktuiert. Dieser lag vor ein paar Jahren im Oktober. Letztes Jahr, in 2021 (Deutschland) fiel dieser hat auf den 29.07. In 2022 (Deutschland) lag das Datum bereits am 04.05. „Gründe für den diesjährigen frühen Termin sind demnach unter anderem der weiterhin viel zu hohe Energieverbrauch, der hohe CO2-Ausstoß im Verkehr und in der Massentierhaltung sowie die Verunreinigung von Böden, Luft und Grundwasser.“[15] Doch was bedeutet das konkret? Ab dem Tag, wo der overshoot day bestimmt wurde, wird die Erde von den Menschen „beraubt“. Die Bestände können sich bis zum Jahrsende nicht erholen. Mit den knappen Ressourcen wird katastrophal und rücksichtslos umgegangen.[16]

„Ein Beispiel: Dem Aralsee, ein einst riesiger See in Zentralasien, wurde für Bewässerungssysteme in der Landwirtschaft so viel Wasser abgezapft, dass er inzwischen weitgehend ausgetrocknet ist. Ganze Landstriche versalzen und veröden so für immer. Eine "Bad Bank" in der Natur. Dabei bezieht sich der ökologische Fußabdruck nicht allein auf unseren Verbrauch von Wasser, Holz oder anderen Rohstoffen. Mit eingerechnet werden beispielsweise auch Müll und Abgase. Etwa, wie viel Waldfläche es weltweit benötigt, um das von uns in einem Jahr produzierte CO2 abzubauen. Dabei macht CO2 beim ökologischen Fußabdruck den größten Schuldenposten aus.“[17]

Es gibt verschiedene Gesichtspunkte, die bei den planetarischen Grenzen, sog. planetery boundaries beachtet bzw. gemessen werden. Hierzu gehört die globale Erderwärmung, Abholzung von Wäldern und Entnahme von Ressourcen. Des Weiteren gehört dazu die Änderung der Luftpartikel und Schwund der verschiedenen Tierarten. Dadurch entsteht ein Ungleichgewicht. Betrachtet werden auch den Einsatz des Süßwassers, sowie

---

[15] https://www.tagesschau.de/inland/erdueberlastungstag-121.html
[16] https://www.br.de/wissen/umwelt/nachhaltigkeit/earth-overshoot-day-welterschoepfungstag-klima-oekologischer-fussabdruck-100.html
[17] https://www.br.de/wissen/umwelt/nachhaltigkeit/earth-overshoot-day-welterschoepfungstag-klima-oekologischer-fussabdruck-100.html

Umformung des Säuregehaltes im Meer. Die angesprochenen Aspekte müssen im Gesamten erforscht werden, da sich diese je nach Handlungsart unterschiedlich aufeinander auswirken.

Es ist ein Modell entstanden, welches dokumentiert, in welcher Zone sich der Mensch befindet. Es gibt drei Stufen, den positiven, kritischen und überschrittenen Bereich. Je mehr Bewegung in dem überschrittenen Bereich ist, desto kritischer wird der Zustand der Klimas- und Erdatmosphäre und die Zeit, um Gegenmaßnahmen erfolgreich umzusetzen wird stark eingegrenzt. [18]

3.3. Klimawandel und Gesundheit – die Auswirkungen

Nun möchten wir die Auswirkungen auf die menschliche Gesundheit aufgrund des Klimawandel begutachten. Durch stetig steigende Temperaturen, sowie Veränderung der Natur wird ein erhöhter Pollenflug freigesetzt. Dies führt dazu, dass mehr Menschen an einer Allergie erkranken, da bei einigen Menschengruppen die Haut aufnahmefähiger für Schadstoffe aus der Atmosphäre ist. Auch die tierischen Krankheitsüberträger vermehren sich. [19] Zudem werden viele Menschen bei Unwetterkatastrophen verletzt oder getötet. Auch für die inneren Organe ist der Klimawandel eine Belastung. Es wurde festgestellt, dass das Risiko für einen Herzinfarkt sich bei heißen Temperaturen erhöht. Personen mit Vorerkrankungen haben zudem ein höheres Risiko im Vergleich zu gesunden Personengruppen. Es gibt jedoch noch einige andere Gesichtspunkte, welche das Herz belasten:

Ein großer Faktor, welcher die Gesundheit gefährdet, ist die Luftverschmutzung. Feinstaub ist am gefährlichsten. Dieser wird in die Luft ausgestoßen, wenn fossile Energieträger bezogen werden. Das menschliche Alter wird je nach Region beeinträchtigt, also verkürzt. In Städten sind die Auswirkungen im Vergleich zu dem ländlichen Bereich enorm. Hierfür müssen Konzepte entwickelt werden, um die Menschen vor der Hitze bestmöglich zu schützen. Durch kleine Grünflächen, also Bäume oder Gras wird das Wärmegefühl verringert. Sie haben einen Kühleffekt. Bäume haben hier jedoch eine größere Wirksamkeit, da sie Schatten spenden. Durch zu hohe UV-

---

[18] https://goingreen.ran.de/was-sind-die-planetaren-grenzen-planetary-boundaries (Zugang 10.06.2022)
[19] https://www.umweltbundesamt.de/themen/gesundheit/umwelteinfluesse-auf-den-menschen/klimawandel-gesundheit#direkte-und-indirekte-auswirkungen-des-klimawandels-auf-die-gesundheit (Zugang 29.05.2022)

Belastung wird das Risiko erhöht an Hautkrebs zu erkranken. Kinder haben ein höheres Risiko, da ihre Haut dünner ist und müssen dadurch stärker geschützt werden.

Die Bakterienflora in der Ostsee verändert sich. Es bilden sich Vibrionen. Dies sind Bakterien. Menschen, die vorerkrankt sind, können daran erkranken. Im schlimmsten Fall endet dies mit dem Tod. Durch die ständige Erwärmung expandieren die Bakterien. Fazit ist, auch die Meere transformieren sich, nicht nur durch einen erhöhten Meeresspiegel. Durch die steigenden Temperaturen transformiert sich ebenfalls die Tierwelt. Einige Arten werden in der Zukunft Komplikationen haben zu überleben. Andere Tierarten werden sich häufen. Zecken, Mücken etc. können mehr Krankheiten übertragen. Eine Gefährdung daran zu infizieren, vergrößert sich. Ein anderer Bereich, welcher sich erweitert ist der Blütenstaub. Durch milde Jahreszeiten fliegen sie früher und in einer kolossalen Vielzahl. Die Reaktionen werden von Jahr zu Jahr intensiver. Auch Feinstaub trägt hierzu bei. Einige Pflanzen werden aggressiver.

Gesetzliche Krankenkassen übernehmen einige Medikamente nicht mehr, die wirksam gegen Allergien wirken. Daher werden diese weniger verschrieben. Der Klimawandel verändert das Gesundheitssystem. Krankheiten, die durch den Klimawandel besteuert werden, sollten anerkannt werden.[20]

Durch den Klimawandel wird auch die geistige Gesundheit beeinträchtigt. „Deutlich zeigt sich angesichts diverser Klimakatastrophen in der jüngsten Vergangenheit, dass derartige Ereignisse die Menschen mental stark belasten können. So entwickeln sich bei Opfern von Umweltkatastrophen vermehrt Depressionen, posttraumatische Belastungsstörungen oder generell Angststörungen. Je nach individueller Situation, Resilienz und/oder sozialem Hintergrund kann der Gebrauch von Gewalt, Drogenmissbrauch oder sogar Suizidgedanken eine mögliche Folge sein."[21]

---

[20] https://www.youtube.com/watch?v=zcLHKihlBc4 (Zugang 06.06.2022)
[21] https://www.doktorweigl.de/news/psychische-gesundheit-wie-der-klimawandel-uns-mental-belasten-kann-17894/ (Zugang 29.05.2022)

3.4. Nachhaltiges und klimafreundliches Leben

Auch der Alltag von den Menschen trägt eine Funktion zum Klimawandel bei. Jeder Mensch hinterlässt einen Co2 Fußabdruck. Wie enorm der Fußabdruck ist, kommt auf den eigenen Lebensstil an. Um den voranschreitenden Klimawandel einzudämmen, kann jeder Mensch seinen Anteil dazu beitragen. Es gibt einige Ansatzpunkte, die zum Klimaschutz partizipieren. Bspw. kann der eigene Fleischkonsum dezimieren, ausschließen oder nachhaltiges Fleisch von einem regionalen Jäger beziehen. Wildbret ist ein lokales, zyklisches, örtliches und hochwertiges Erzeugnis.[22] Somit kann die Massentierhaltung, die Abholzung und die Weideflächen gedämpft werden, denn Wildtiere leben auf öffentliches Terrain. Jäger*innen haben einen Abschussplan, wodurch der Wildbestand reguliert wird. Zudem können Lebensmittel im Handel bewusst eingekauft werden unter den Berücksichtigungen, wie plastikfrei, regionales Obst und Gemüse, sowie Milchprodukte. Vorausschauendes Einkaufen verringert den Lebensmittelschwund. Bestellungen auf Onlineplattformen können eingegrenzt werden, um Co2 einzusparen, sowie der Gefahr einer Doppelbelastung durch Rücksendungen einzugrenzen. Second Hand Kleidung kaufen oder nichtgetragene Kleidung verkaufen anstatt entsorgen, dies spart einiges an Wasser ein. Es kann mehr Bewegung in den Alltag integriert werden. Kurze Strecken können zu Fuß bewältigt werden anstatt mit dem Auto. Ein Verbrenner kann umgestellt werden zu einem E-Auto. Redundante Strecken können vermieden werden. Um Co2 einzusparen kann wenig gereist werden bzw. nachhaltigen Verkehrsmittel genutzt werden. Der Strom für das Elektroauto kann durch eine eigene Photovoltaikanlage produziert werden, womit das Auto über eine Wallbox geladen werden kann.

Durch all diese Vorgangsweisen können enorme Treibhausgase eingeschränkt werden. Jenes kann einen äußerst positiven Effekt auf die gesundheitlichen Auswirkungen fördern, denn durch die Einsparungen und das umweltbewusste Leben, wird der Klimawandel verlangsamt. Das Klima reguliert sich und die Erde kann sich „erholen".

---

[22] https://www.jagdfakten.at/wildfleisch-gesuender-als-andere-fleischsorten/ (Zugang 08.06.2022)

Demzufolge sterben weniger Menschen an einem Hitzetod und Erkrankungen wegen des Klimawandels verringern sich.[23]

3.4.1. Grüner Strom aus unendlichen Ressourcen

Jeder Mensch, der ein Eigenheim oder ein Gebäude besitzt, kann sich mit erneuerbaren Energien auseinandersetzen und bauen lassen. Unternehmen zählen ebenfalls dazu. Es gibt freie Güter, welche unerschöpflich sind. Dazu gehören bspw. Sonne, Wind, Wasser oder Erdwärme. Um diese zu nutzen, müssen keine Ressourcen abgebaut werden. Ein Eigenheim kann den Strombedarf durch bspw. eine Photovoltaikanlage abdecken, durch Überschuss kann ein E-Auto kostenfrei durch Sonnenenergie aufgeladen werden oder durch passende Komponenten kann ein Gebäude geheizt werden. Auch in einem Unternehmen kann eine Photovoltaikanlage ohne aufwendige Umstrukturierung aufgebaut werden. [24] Auch in der Industrie können erneuerbare Energien zur Produktion eingesetzt werden, um sich von fossilen Energieträgern abzutrennen. „Es gibt in allen Industriezweigen, von der Nahrungsmittelproduktion über die Chemie bis zur Metallverarbeitung, große Potenziale zur Integration erneuerbarer Energie...Mit einer CO2-Bepreisung und weiteren Maßnahmen wie energieorientiertem Planen und Bauen sowie einer verbesserten Förderung ließen sich auch schnell Erfolge erzielen. Unterstützend wäre zudem die Umsetzung der EU-Energieeffizienzrichtlinie in Deutschland, was bislang nicht erfolgt ist." [25]

---

[23] https://www.aok.de/pk/magazin/nachhaltigkeit/gesundes-wohnen/wie-klimaschutz-gesund-haelt/ (Zugang 08.06.2022)
[24] https://www.erneuerbare-energien.de/EE/Navigation/DE/Technologien/Solarenergie-Photovoltaik/solarenergie-photovoltaik.html (Zugang 20.06.2022)
[25] https://www.hannovermesse.de/de/news/news-fachartikel/grosses-potenzial-fuer-erneuerbare-energie-in-der-industrie (Zugang 20.06.2022)

3.5. Beschreiben der Forschungsergebnisse

Durch die Bearbeitung wurde deutlich, dass der Klimawandel einen großen Einfluss auf die menschliche Gesundheit hat. Durch die ständige Veränderung, verändert sich ebenfalls die Umwelt, was dazu führt, dass sich das Extreme immer häuft. Der Klimawandel wird durch den Menschen stark geführt und beeinflusst. Andersherum hat dies Auswirkungen auf die Menschen. Durch die Überbevölkerung, permanente Überproduktion und Ressourcenentnahme kann sich die Erde nicht mehr vollständig regenerieren und wird überbelastet. Somit ist nachhaltiger Handel gefragt.

3.6. Beantworten der Forschungsfrage

Um den Klimawandel zu entschleunigen, müssen Gegenmaßnahmen erfolgen. Es gibt verschiedene Möglichkeiten sich für die Umwelt einzusetzen. Der Klimawandel beeinträchtigt die Gesundheit des Menschen enorm. Menschen leiden unter der erhöhten Erdtemperatur. Die erhöhten Temperaturen sterben sie an einem Hitzetod. Durch frühere und längere Blühzeiten werden mehr Pollen erzeugt, welche teilweise relativ fein gestreut werden und somit leichter in die Lunge gelangen können, was zu stärkeren Reaktionen führt. Der Feinstaub in der „Frischluft" erhöht sich durch fossile Energieträger zunehmend. Durch Ausprägung von seltenen und gefährlicheren Tierarten in Deutschland, erhöhen sich Krankheiten. Der Zusammenhang zwischen dem Klimawandel und der menschlichen Gesundheit ist gigantisch.

3.7. Diskussion

Die Auswirkungen des Klimawandels sind je nach Situation unterschiedlich und dessen Schwere sind je Standort different. Die Gegenmaßnahmen sind je nach Lokation individuell und müssen angepasst werden. Zudem müssen die Maßnahmen attraktiv gestaltet werden, um die Generation zu überzeugen.

4. Fazit

4.1. Zusammenfassung

Die Auswirkungen der Energiewende, sowie des Klimawandels wandeln stetig. In den letzten Jahrhunderten haben sich die Verhältnisse und Bedingungen stark verändert. Dazu gehören die Komponenten erneuerbare Energien, welche einen Einfluss auf die Stromversorgung und Wärme haben im privaten, sowie öffentlichen und industriellen Bereich. Ebenfalls gehört der Klimawandel dazu. Es werden zu viele und zu schnell Ressourcen der Erde entnommen. Der Klimawandel sorgt dafür, dass sich die Atmosphäre stetig verändert, Wetterextremitäten immer mehr zunehmen und die Gesundheit der Menschen stark beeinflusst. Durch die Erderwärmung vermehren sich neue tropische Tierarten, die Pflanzenwelt verändert sich zudem ebenfalls und werden aggressiver. Die Menschen leiden unter der Hitze und dem CO_2 Ausstoß. Viele Menschen atmen keine saubere Luft ein. Auch das Meer verändert die Bakterienflora, neben der Erhöhung des Meeresspiegels.

4.2. Kritische Reflektion

In dem Assignment habe ich mich auf die Folgen des Klimawandels auf die Gesundheit der Menschen beschränkt. Die Ausarbeitung über die kolossale Auswirkung würde den Rahmen des Assignment übersteigen. Die Gegenmaßnahmen des Klimawandels sind nicht allgemeingültig verwendbar, können jedoch als Handlungsempfehlung genutzt werden.

4.3. Ausblick

In Zukunft wird der Klimawandel von großem Bestand sein. Zudem ist dies ein Wandel der Generationen sein. Neue Technologien werden erschaffen, um effizienter zu produzieren und konsumieren, sowie die Interessen der neuen Generationen und den Ausstoß von CO_2 zu beseitigen. Es muss eine Veränderung entstehen, um die Welt in ihrer jetzigen Beschaffenheit zu bewahren.

6. Literaturverzeichnis

* Feess, Prof. Dr. Eberhard - Treibhauseffekt • Definition | Gabler Wirtschaftslexikon - https://wirtschaftslexikon.gabler.de/definition/treibhauseffekt-51434 (Zugang 26.05.2022)

* Günther, Prof. Dr. Edeltraud - Erneuerbare Energien • Definition | Gabler Wirtschaftslexikon –https://wirtschaftslexikon.gabler.de/definition/erneuerbare-energien-53729 (Zugang 24.05.2022)

* Günther, Prof. Dr. Edeltraud - Klimawandel • Definition | Gabler Wirtschaftslexikon - https://wirtschaftslexikon.gabler.de/definition/klimawandel-52424 (Zugang 24.05.2022)

6. Internetquellen

❖ Ahrens, Sandra - Statistiken zu Ernährungstrends in Deutschland | Statista https://de.statista.com/themen/3524/ernaehrungstrends-in-deutschland/#dossierKeyfigures (Zugang 24.05.2022)

❖ Rechid, Diana - Ursachen und Folgen des Klimawandels | bpb.de - https://www.bpb.de/shop/zeitschriften/izpb/klima-347/336195/ursachen-und-folgen-des-klimawandels/ (Zugang 26.05.2022)

❖ Peters, Prof. Dr. Annette - Wie Klimaschutz gesund hält – AOK - https://www.aok.de/pk/magazin/nachhaltigkeit/gesundes-wohnen/wie-klimaschutz-gesund-haelt/ (Zugang 08.06.2022)

❖ Weigl, Dr. Tobias - Psychische Gesundheit: wie der Klimawandel uns mental ... -https://www.doktorweigl.de/news/psychische-gesundheit-wie-der-klimawandel-uns-mental-belasten-kann-17894/ (Zugang 29.05.2022)

❖ o.V. Geschichte des elektrischen Stroms | Fischer https://www.fischerfutureheat.de/geschichte-des-stroms/ (Zugang 24.05.2022)

❖ o. V. Planetary Boundaries – was ist das? – GoinGreen - https://goingreen.ran.de/was-sind-die-planetaren-grenzen-planetary-boundaries (Zugang 09.06.2022)

❖ o. V. - Gesetz zur Änderung des Erneuerbare-Energien ... - BMWK https://www.bmwk.de/Redaktion/DE/Artikel/Service/gesetz-zur-aenderung-des-eeg-und-weiterer-energierechtlicher-vorschriften.html (Zugang 24.05. 2022)

❖ o. V. - energiewende.de - https://www.energiewende.de/start (Zugang 25.05.2022)

❖ o. V. - Energiewende | bpb.de - https://www.bpb.de/kurz-knapp/lexika/lexikon-der-wirtschaft/159947/energiewende/ (Zugang 25.05.2022)

❖ o. V. - Unsere Energiewende: sicher, sauber, bezahlbar - https://www.bmwk.de/Redaktion/DE/Dossier/energiewende.html (Zugang 26.05.2022)

❖ o. V. - energiewende.de - https://www.energiewende.de/start (Zugang 26.05.2022)

❖ o. V. - energiewende.de - https://www.energiewende.de/start (Zugang 26.05.2022)

❖ o. V. - Gesetz zur Änderung des Erneuerbare-Energien ... - BMWK https://www.bmwk.de/Redaktion/DE/Artikel/Service/gesetz-zur-aenderung-des-eeg-und-weiterer-energierechtlicher-vorschriften.html (Zugang 26.05.2022)

❖ o. V. - Erdüberlastungstag: Ab Mittwoch lebt Deutschland auf Pump - https://www.tagesschau.de/inland/erdueberlastungstag-121.html (Zugang 19.06.2022)

❖ o. V - Earth Overshoot Day 2022: Ab 4. Mai schuldet Deutschland ... - https://www.br.de/wissen/umwelt/nachhaltigkeit/earth-overshoot-day-welterschoepfungstag-klima-oekologischer-fussabdruck-100.html (Zugang 19.06.2022)

❖ o. V. - Earth Overshoot Day 2022: Ab 4. Mai schuldet Deutschland ... - https://www.br.de/wissen/umwelt/nachhaltigkeit/earth-overshoot-day-welterschoepfungstag-klima-oekologischer-fussabdruck-100.html (Zugang 19.06.2022)

❖ o. V. - Planetary Boundaries – was ist das? – GoinGreen - https://goingreen.ran.de/was-sind-die-planetaren-grenzen-planetary-boundaries (Zugang 10.06.2022)

❖ o. V. - Klimawandel und Gesundheit | Umweltbundesamt - https://www.umweltbundesamt.de/themen/gesundheit/umwelteinfluesse-auf-den-menschen/klimawandel-gesundheit#direkte-und-indirekte-auswirkungen-des-klimawandels-auf-die-gesundheit (Zugang 29.05.2022)

❖ o.V. - 70.000 TODESFÄLLE DURCH HITZE - Der Klimawandel ... - https://www.youtube.com/watch?v=zcLHKihlBc4 (Zugang 06.06.2022)

❖ o. V. - Wildfleisch – wussten Sie, dass - Jagdfakten.at - https://www.jagdfakten.at/wildfleisch-gesuender-als-andere-fleischsorten/ (Zugang 08.06.2022)

❖ o. V. - Solarenergie - Erneuerbare-Energien.de - https://www.erneuerbare-energien.de/EE/Navigation/DE/Technologien/Solarenergie-Photovoltaik/solarenergie-photovoltaik.html (Zugang 20.06.2022)

❖ o. V. - Großes Potenzial für Erneuerbare Energie in der Industrie - https://www.hannovermesse.de/de/news/news-fachartikel/grosses-potenzial-fuer-erneuerbare-energie-in-der-industrie (Zugang 20.06.2022)

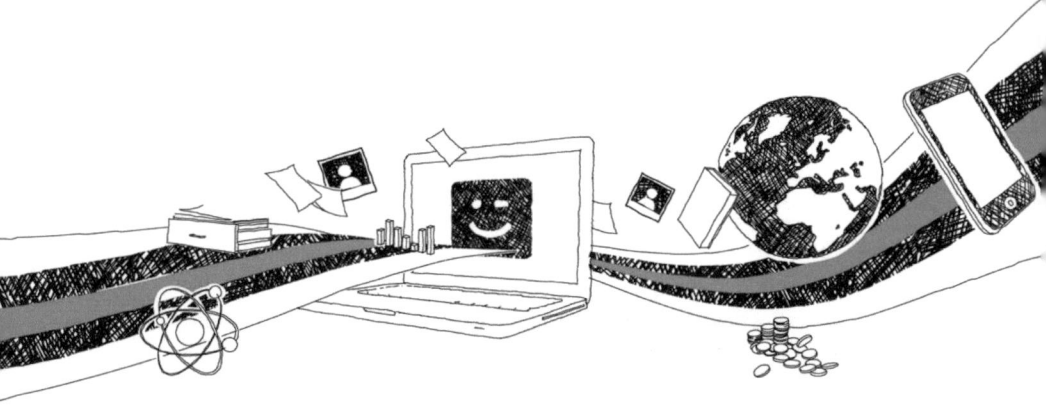
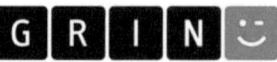